L'ANÉMIE PERNICIEUSE

DES

CHIENS DE MEUTES

CAUSÉE PAR

L'ANKYLOSTOME

PAR

P. MÉGNIN

LAURÉAT DE L'INSTITUT; OFFICIER DE L'INSTRUCTION PUBLIQUE.

EXTRAIT DE *L'ACCLIMATATION*

Journal des éleveurs.

PARIS

ÉMILE DEYROLLE

NATURALISTE

23, rue de la Monnaie, 23.

L'ANÉMIE PERNICIEUSE

DES

CHIENS DE MEUTES

CAUSÉE PAR L'ANKYLOSTOME.

C'est en cherchant à connaître la maladie que les chasseurs désignent sous le nom de *saignement de nez des chiens de meute*, que je suis arrivé à découvrir l'affection qui fait l'objet de ce travail.

Sous le nom de *saignement de nez*, les propriétaires d'équipage de chasse désignent une maladie terrible qui atteint les chiens de meutes, les affaiblit et les amène progressivement et sûrement à l'étisie et à la mort; un des symptômes les plus apparents est un écoulement nasal muqueux et plus ou moins abondamment sanguinolent.

Le symptôme *saignement de nez* étant un simple indice d'anémie et le chien pouvant être atteint d'anémies de différentes natures, il est probable, il est même certain, que le même nom s'applique à plusieurs maladies différentes.

Pour éclaircir ce point si important à élucider, il n'y a qu'un moyen : c'est de faire un très grand nombre d'autopsies de chiens atteints et de les faire aussi complètes que le permettent maintenant les moyens perfectionnés que possède actuellement la science. Plusieurs abonnés de l'*Accli-*

matation ont eu la bonté de m'abandonner quelques sujets que j'ai sacrifiés après les avoir observés quelques jours, et je suis arrivé déjà à un résultat remarquable : j'ai distingué une *anémie pernicieuse* causée par des parasites spéciaux, dont étaient atteints ces chiens, dits à *saignement de nez*, et je puis maintenant, pour cette affection, indiquer un traitement rationnel.

Mais est-ce de cette maladie que sont atteints tous les chiens dits à *saignement de nez ?* Le temps et l'étude seuls pourront nous l'apprendre ; mais, avant de décrire notre *anémie pernicieuse et parasitaire des meutes*, et à titre de documents importants à enregistrer, je vais transcrire les diverses opinions qu'ont émises sur le susdit *saignement de nez* soit des vétérinaires éminents, soit certains de nos abonnés qui nous ont donné des détails très intéressants sur cette affection.

Dans la première édition de mon livre, *Le Chien*, publiée en 1877, je montre qu'un certain parasite, le *Pentastome tenioïde*, espèce de ver plat qui s'attache au moyen de quatre crochets dans les cavités nasales du chien où il vit à l'état adulte, cause quelquefois, mais assez rarement, des saignements de nez : c'est quand ses crochets ont déchiré un des sinus veineux qui sont si nombreux sur la muqueuse interne du nez ; mais le plus souvent il ne produit d'autre effet qu'un chatouillement, et, du reste, ne cause jamais de dépérissement et encore moins la mort. J'ajoutai, dans ce livre, que les saignements de nez étaient plus souvent causés par une anémie grave, encore inconnue dans son essence.

M. le professeur Trasbot réserve le nom de *saignement de nez* à une maladie d'épuisement dont seraient atteints exclusivement les bâtards anglais, et qui, par conséquent, ne daterait que de quelques années ; il avoue en ignorer complètement la nature.

M. Leblanc a constaté l'existence d'une altération hypertrophique du système ganglionnaire lymphatique, avec la présence de nombreux globules blancs dans le sang ; mais, quant à la nature de l'affection, il l'ignore aussi bien que M. Trasbot.

Voici l'opinion d'un veneur émérite qui, depuis longtemps, a sa meute ravagée par le *saignement de nez*, et qui s'est adressé vainement à toutes les sommités vétérinaires, M. L. d'A..., officier de louveterie dans l'Indre ; elle est consignée dans une lettre à moi adressée et datée du château d'A.-le-F., le 8 septembre 1880 :

« Cette maladie existe par cas isolés dans tous les équipages, bâtards, pur sang anglais, vendéens, haut-poitevins ; elle atteint même les chiens couchants.

» Jamais personne jusqu'à présent n'en a trouvé la guérison complète, ni M. Leblanc, ni l'école d'Alfort, ni deux ou trois autres vétérinaires de province qui l'ont étudiée avec soin.

» Quelques sujets ont des altérations des globules du sang ; quelques-uns éprouvent de loin en loin une véritable hémorragie nasale, d'autres ont simplement le nez rempli de mucus et légèrement enflé. A l'autopsie, on trouve quelquefois des *Pentastomes*, spécialement chez les sujets à hémorragies ; chez d'autres *on ne trouve absolument rien*.

» On prétend que la cause est une anémie ; l'anémie est *seulement le résultat* et non pas la cause, j'en suis sûr. Chez beaucoup, la maladie amène seulement une maladie de peau ; chez tous un poil piqué. — J'ai connu des exemples où les chiens étaient fort gras ; dans d'autres occasions ils sont fort maigres, mais toujours incapables de faire un service que l'on est en droit d'attendre d'un chien bien portant et bien nourri. La meilleure nourriture et la plus abondante avec le pain d'orge, le riz, le maïs, la viande de cheval, ne suffit ni à la prévenir, ni à la guérir. Les injections dans le nez sont inutiles puisque les *Pentastomes* n'existent pas souvent.

» On la dit héréditaire, je ne le crois pas ; contagieuse, oui, mais à la manière de beaucoup d'autres affections qui n'atteignent qu'un petit nombre de malades : j'ai vu des chiens vivre et mourir après dix ans, au milieu d'un chenil dont certains chiens ont été atteints, sans avoir cessé de posséder une santé parfaite.

» Les effets de cette maladie se font sentir principalement au printemps et au mois d'août. Je crois, après une assez longue observation personnelle, que la cause gît dans un animal microscopique ou un ver qui se propage dans l'organisme du chien..... J'ai vu des chiens atteints dont les poumons et le foie étaient entièrement remplis de lentilles (?) étrangères à l'organisme, comme les moutons atteints de cachexie aqueuse..... »

Voici ce que m'écrit M. de la B..., de Saint-P. du D..., en date du 22 mai 1880 :

« ..... Vous dites ne pas connaître encore d'une façon très précise la déplorable maladie du *saignement de nez* qui a fait tant de ravages depuis quelques années dans certains équipages. Pendant longtemps le mien a été préservé ; mais l'introduction d'un sang étranger par une lice m'a apporté cette funeste maladie, et j'ai dû déjà faire abattre plusieurs chiens pour cela, même parmi ceux qui n'avaient pas une parenté directe avec cette chienne, ce qui me porte à croire que, non seulement c'est héréditaire, mais encore contagieux. Voici les symptômes qu'ont éprouvés les chiens que j'ai perdus de ce mal : D'abord les chiens perdent le goût de la chasse ; ils deviennent bêtes (si je puis parler ainsi), ils perdent du pied ; le dessus du nez se dessèche et s'écaille, les jambes enflent ; il y a un écoulement roussâtre par les narines, puis les hémorragies surviennent, les muqueuses blanchissent, l'animal s'amaigrit et meurt. Voilà ordinairement la marche de la maladie contre laquelle j'ai essayé divers remèdes : ferrugineux, café, quinquina, huile de foie de morue, etc., sans aucun résultat. Parfois la maladie n'apparaît qu'avec un seul symptôme : c'est ce qui m'arrive en ce moment pour un de mes meilleurs chiens qui n'a perdu encore aucune de ses qualités, est très gras, assez vif, n'a pas d'enflure aux jambes, mais a de petites excoriations au nez et un écoulement roussâtre ; il n'a pas encore eu d'hémorragies. Trois de ses camarades ayant eu des hémorragies, je les ai fait détruire ce matin ; quant à lui, je l'ai séparé du reste de l'équipage et je le garde parce que j'y tiens beaucoup et à titre d'expérience..... »

Le 26 juillet 1880, M. le comte L. d'A... (Côte-d'Or) dans une lettre qu'il m'adresse aussi, décrit ainsi la maladie qui a décimé son chenil :

« Le chien commence à maigrir, en conservant un grand appétit, et cela sans causes apparentes ; quelquefois, au début, il paraît un peu triste, puis baisse de pied ; la partie du rein qui touche au dos devient saillante sur une petite longueur ; des rougeurs paraissent aux ischions ; des petits boutons se montrent sur la tête, mais pas dans tous les cas, puis, un beau jour, l'animal saigne du nez. Ensuite le nez s'enflamme, devient raboteux comme de la peau de chagrin ; un jetage assez abondant d'apparence gourmeux, quelquefois sanguinolent, apparaît dans une narine ou dans les deux ; les ganglions du cou sont engorgés, l'appétit de l'animal se soutient, mais il maigrit de plus en plus, les muscles s'émacient, les membres s'engorgent, l'état de la peau s'altère, quelques dartres humides apparaissent, le poil tombe et repousse clair et bourru ; peu à peu la maigreur devient extrême, l'écoulement nasal intermittent devient plus fréquent et plus abondant, le nez se fendille quelquefois et enfin l'animal cesse tout à coup de manger, ses muqueuses décolorées deviennent livides, deux jours après il meurt. » M. le comte L... a appris, dit-il, par une expérience concluante, que la cause ou une des causes principales de cette maladie est l'humidité.

Pour en préserver ses chiens, il a fait creuser de larges canaux remplis de briques cassées tout autour de son chenil et le pré au milieu duquel il se trouve ; il a fait placer sous le dallage un mètre cube de crasse de charbon et cimenter les murs à un mètre 70 de hauteur. Depuis ce temps, il n'a plus eu de nouveaux sujets atteints, il n'a plus à ce moment que d'anciens malades qu'il observe.

Ses chiens mangent, environ, en viande crue, deux chevaux par mois. Il a maintenu ce régime. Leur soupe est faite de pain de blé, riz, légumes et bouillon de cheval. Il en a peu guéri, mais pour l'un, la poudre ferrugineuse et quinquina, et les fumigations de fleur de sureau avec insufflation de bismuth lui ont réussi. Pour la généralité, il a donné au début de la maladie un granule de quinoïdine par jour et deux bains de barèges par semaine ; cette première médication a arrêté la maladie chez beaucoup dès son début ; chez d'autres il a employé le sirop de salsepareille, le phosphate de fer, l'iodure de potassium à l'intérieur, les injections phéniquées et de perchlorure de fer dans le nez, etc.; il a obtenu ainsi la diminution et l'effacement des symptômes, mais les chiens restaient maigres et n'ont pu se remonter tout en conservant un appétit dévorant.

Bref, M. le comte L.... regarde cette maladie comme une affection du sang, peut-être causée par un microbe vivant à ses dépens, et dont la manifestation est dans les naseaux ; il ne serait pas éloigné de l'assimiler à la morve du cheval et la croit volontiers contagieuse pour les congénères.

En somme, pour lui, les principales causes prédisposantes seraient une habitation humide et une nourriture trop exclusive à la graisse.

Je pourrais encore transcrire une douzaine de lettres que j'ai reçues sur le *saignement de nez des chiens de meutes ;* mais je m'abstiendrai pour éviter les redites, car les symptômes ont toujours une grande analogie avec ceux donnés plus haut.

Les variations d'opinion ne portent guère que sur la nature du mal : les uns ne le croient pas contagieux, d'autres au contraire apportent des preuves très évidentes de cette propriété en racontant comment le *saignement de nez* a envahi certains chenils par l'introduction d'un chien étranger importateur du mal.

Il est cependant une relation d'épidémie dans une meute, que je veux encore rapporter, c'est celle qui a régné dès le commencement de l'année 1880 chez M. G. de la P..., à la B... en Vendée ; sur dix-sept chiens, quatorze ont succombé et l'évidence de la cause est ici si manifeste que j'avais d'abord séparé totalement cette maladie de celle dite *à saignement de nez* parce que ce dernier symptôme avait manqué tout à fait. On verra plus loin pourquoi je rattache à celle-ci quelques cas de ceux qu'on englobe sous la dénomination de *saignement de nez*.

Par sa lettre du 25 juin 1880, M. G. de la P... m'annonçait l'envoi de pièces pathologiques consistant en morceaux de foie et d'intestins, et en petits vers contenus dans de l'alcool, et il ajoutait : « L'animal sur lequel j'ai fait prendre les parties que je vous envoie est le cinquième qui crève au chenil ; je vais vous faire l'historique de la maladie afin que vous puissiez vous prononcer en connaissance de cause et sur la maladie et sur les soins à prendre pour éviter qu'elle ne fasse d'autres victimes.

» Pendant la fin des chasses de cet hiver, un pur sang anglais, que j'ai pour étalon, avait le poil très dur et perdait de sa vigueur. Après la rentrée des élèves au chenil, mon fils lui administra du kamala et le chien rendit une pelote de petits vers grosse comme la moitié d'un œuf ; depuis ce temps il se porte bien. Les jeunes chiens, bien que mangeant très bien avaient aussi le poil piqué, dur et n'engraissaient pas. Nous devions, à notre retour d'un voyage à Nantes, leur administrer le même remède, mais pendant notre absence, un des jeunes chiens tomba plus malade et mourut en trois jours, un second du même âge (un an) fut pris de symptômes de délire qui firent supposer au vétérinaire appelé qu'il était atteint de la rage et qui le fit tuer. Un troisième de trois ans fut atteint trois semaines après, le vétérinaire le fit achever et à l'autopsie il trouva la muqueuse de l'intestin d'une épaisseur de 6 à 7 millimètres et une quantité de petits vers semblables à ceux que contient la fiole que je vous envoie et dont beaucoup étaient comme celui placé sur le morceau d'intestin de mon envoi, incrustés dans la muqueuse. Il déclara donc que l'animal succombait à une affection vermineuse. Quinze à vingt jours après, un quatrième chien, celui-ci d'un an, était pris et mis à part pour être suivi dans sa maladie; il ne mange pour ainsi dire pas, a la gueule ouverte et la respiration forte et fréquente. Il crève le cinquième jour. A l'autopsie on ne trouve pas de vers, mais le foie a triplé de volume et est d'une couleur très foncé et crie sous le couteau. Le vétérinaire est très ébranlé dans sa présomption de rage et croit à une maladie de foie. Un cinquième chien, âgé de trois ans, frère du chien mort le troisième, cesse de manger dimanche soir; séparé, il vit jusqu'au jeudi soir mangeant un peu de pain et surtout du chiendent. — (Tous les autres pendant leur maladie avaient aussi une grande propension pour cette herbe.) — A l'autopsie, des vers dans les intestins dont la muqueuse est hypertrophiée aussi bien que le foie qui est doublé de volume.

» Aucun des trois derniers chiens, que j'ai vus malades, n'a été paralysé, tous ont aboyé sans qu'il y ait eu de changement notable dans la voix, aussi le vétérinaire semble écarter, ce qui est mon avis, son appréciation première de la rage; il a ouvert la gorge en dernier lieu et la trachée ne contenait rien de spécial. Il paraît supposer que ces vers sont des filaires et que leur migration de l'intestin dans l'organisme peut amener une infection générale entraînant la mort.

» Je vous prierai de vouloir bien examiner les pièces que je vous expédie et me donner le compte rendu de vos observations avec le traitement que vous croirez rationnel. »

L'examen de la pièce en question me montra une irritation congestive de toute la muqueuse intestinale produite par les vers dont quelques-uns adhéraient encore à la muqueuse et je reconnus en eux le *Dochmius trigonocephalus* de Dujardin. La congestion du foie devait être sympathique à celle de l'intestin. Dans ma réponse, que je lui adressai le 28 juin 1880, c'est-à-dire, trois jours après la réception des susdites pièces, j'annonçai à M. G. de la P.... que les *Dochmius* étaient bien la cause directe de la mort de ses chiens et que l'épidémie qu'ils déterminaient était l'analogue de l'épidémie du Saint-Gothard dont on commençait à parler dans les journaux de médecine et à l'Académie des sciences.

J'indiquai un traitement vermicide et tonique à base d'arsenic et de viande crue et j'insistai surtout sur la nécessité absolue de désinfecter le chenil et les eaux de boisson pour détruire les embryons de *Dochmius* qui y pullulent; enfin je le priai de m'envoyer des cadavres de chiens, s'il en perdait encore.

Le 18 avril de l'année suivante, M. G. de la P.... m'écrivait : « Je viens vous dire que l'épidémie de *Dochmius*, qui sévissait sur mon chenil est arrêtée depuis 7 à 8 mois. J'ai fait paver le chenil et la cour avec des pierres coulées à chaux vive et j'ai administré des granules d'arsenic. Il était temps de mettre un terme à la maladie, car il ne m'est resté que trois chiens sur dix-sept. Je les ai tenus séparés pendant plusieurs mois; mais voilà deux mois qu'ils sont au chenil et rien ne s'est manifesté; j'espère donc être délivré de cette affreuse maladie. »

Comme je l'ai dit plus haut, je ne pensais pas d'abord rat-

tacher l'épidémie franchement vermineuse, qui avait sévi
chez M. G. de la P.... à l'affection, ou au groupe d'affections
improprement dénommées *saignement de nez;* lorsque le
13 octobre de la même année (1880), en faisant l'autopsie du
premier chien que m'avait envoyé M. L. d'A...., je fus frappé
de l'analogie, je dirai même de l'identité complète que je
constatai entre les lésions de l'intestin de ce chien et celles
qu'avaient présentées les chiens de M. G. de la P.... tués par
le *Dochmius :* même épaississement de la muqueuse, mêmes
colorations rougeâtres, livides, par places irrégulières ; même
hypertrophie du foie, enfin mêmes parasites beaucoup moins
abondants, il est vrai, et acculés vers l'iléon. Ici la maladie
était plus ancienne, chronique en quelque sorte, et, pendant
la vie, j'avais constaté sur les crottes, une grande quantité
d'œufs, ce qui indiquait que beaucoup de parasites avaient
parcouru le cycle complet de leur évolution et avaient dis-
paru, car c'est généralement par la destruction du cadavre
de la mère que les œufs d'helminthes et en particulier ceux
de strongyliens, sont mis en liberté.

Les autopsies des deux autres chiens que m'a adressés, au
commencement de cette année, M. L. d'A...., dans la meute
duquel une épidémie à *saignement de nez* sévissait depuis
plusieurs années, m'ont donné exactement les mêmes résul-
tats avec des *Dochmius* en beaucoup plus grande quantité,
surtout chez le dernier, qui, entre parenthèse, avait une maladie de peau avec conjonctivité et blépharite, mais dont
l'écoulement nasal muqueux n'avait, par exception, jamais
été sanguignolent. (Son foie m'a donné en poids 1 k. 650 gr.
et sa rate 270 grammes).

Outre la présence des *Dochmius* et les lésions remarqua-
bles de l'intestin dont les villosités étaient quintuplées de
volume et injectées comme à la cire rouge par du sang
arrêté dans leurs vaisseaux, j'ai toujours trouvé, non seulement chez les chiens de M. L. d'A...., mais encore dans deux

autres que m'a adressés un garde de C...., une grande pauvreté du sang qui était en même temps leucocythémique, et une hypertrophie des ganglions mésentériques. Les *Dochmius* ou plutôt les *Ankylostomes* (nom qui doit être préféré pour les raisons que je donne plus loin) étaient d'autant plus abondants que les lésions chroniques de l'intestin étaient moins étendues, et réciproquement ils étaient d'autant plus rares que les lésions de l'intestin s'étendent plus près de l'iléon. C'était dans les parties relativement saines, sur la muqueuse encore blanche et couverte d'un mucus jaunâtre, qu'on les trouvait, toujours sous forme d'un petit ver filiforme, d'un centimètre et demi de long, à côté ou au centre d'une petite gouttelette hémorragique de sang à demi-coagulé, qui le dissimulait souvent; aussi était-il nécessaire d'apporter une certaine attention à leur recherche. Les *Ankylostomes* paraissent, dans ce cas, avoir des mœurs analogues à celles de certains acariens psoriques, le *Psoroptes longirostris* du cheval, par exemple, qui abandonne progressivement le terrain où il a mordu et qui s'est enflammé, pour un terrain plus sain; on s'explique ainsi la marche progressive de la maladie du duodénum à l'iléon.

A la suite des morsures des ankylostomes, morsures qui sont probablement accompagnées du dépôt d'une salive irritante comme celles de certains acariens et des cousins, — (les ankylostomes ont, en effet, des glandes salivaires très développées) — une inflammation de la muqueuse et des villosités s'ensuit et persiste jusqu'à devenir chronique; les fonctions d'absorption de l'intestin sont perverties, puis annihilées; de là l'anémie.

Lorsque les parasites sont en nombre considérable comme chez les chiens de M. G. de la P...., la marche de l'affection est plus rapide, aiguë en quelque sorte, pouvant s'accompagner de phénomènes nerveux, et la mort arrive promptement. Dans ce cas on n'a pas remarqué de saignement de nez. Lorsque les parasites sont moins nombreux, comme chez les chiens de M. L. d'A...., la marche de l'affection est plus lente, elle prend une forme chronique, et la mort n'arrive qu'au bout de plusieurs mois. C'est dans ces cas surtout qu'on constate des maladies de la peau, des yeux, et les saignements de nez. C'est avec la première de ces deux formes que la maladie de l'homme, connue sous le nom d'anémie des mineurs, ou du Saint-Gothard, paraît avoir le plus d'analogie, et l'ankylostome agit sans doute de la même façon chez l'homme et chez le chien, en provoquant une affection de l'intestin qui annihile les fonctions absorbantes de l'organe et amène ainsi l'anémie. Il est souvent aidé dans ce rôle par d'autres parasites nématoïdes, l'*Anguillula stercoralis* et l'*Anguillula intestinalis*, qui sont aussi la cause de la diarrhée de Cochinchine. Dans quelques cas de l'anémie du Saint-Gothard, on a trouvé en même temps que l'ankylostome des trichocéphales dans le cœcum.

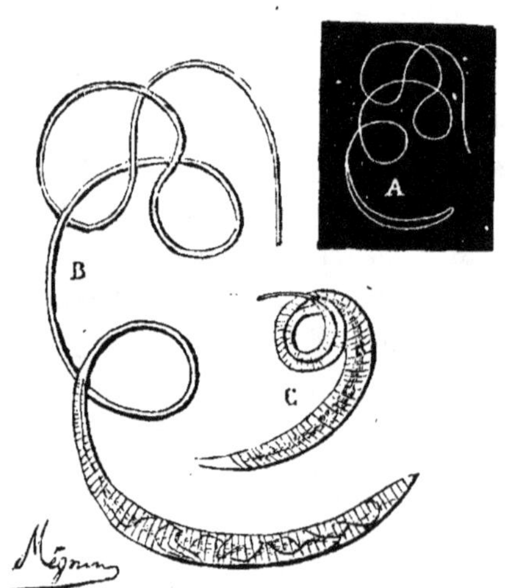

Chez les trois chiens de M. L. d'A...., j'ai trouvé constamment dans le cœcum, au nombre de plusieurs centaines, des *Trichocephalus depressiusculus* Duj. (Voyez la fig. ci-contre; A, grandeur naturelle, B, le même grossi, C, extrémité postérieure du mâle.) Ce parasite introduit dans la muqueuse, la partie capillaire de son corps qui est très longue, et ces centaines d'épines provoquent une telle inflammation de cette membrane que le cœcum du chien,

qui est vermiculaire et à peine de la longueur de la moitié
du petit doigt, devient gros comme un œuf de poule et s'in-
vagine quelquefois comme je l'ai constaté. C'est une véritable *typhlite* que ce parasite cause quand il est en nombre,
et cette lésion n'est pas sans avoir une part importante dans
le développement de l'anémie pernicieuse.

En étudiant les ankylostomes récoltés chez les différents
chiens dont j'ai fait l'autopsie, j'ai constaté un fait zoologique
assez intéressant; c'est que, bien qu'identiquement sembla-
ble pour la taille et pour l'organisation interne, l'armature
de la bouche présente certaines différences qui pourraient
faire croire à l'existence de deux et même trois espèces vivant côte à côte chez le même hôte. En effet, quand on

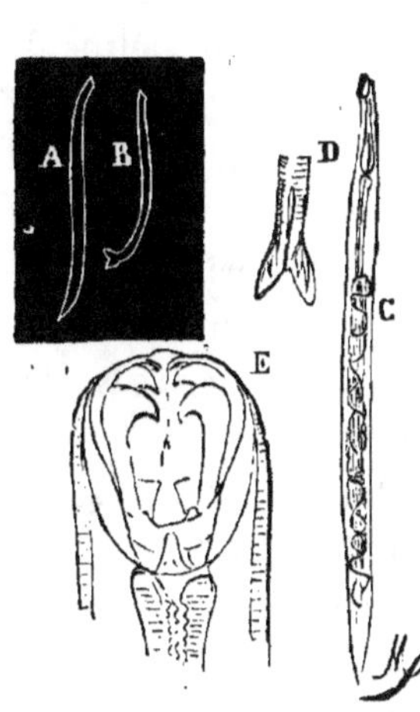

examine à un grossissement suffi-
sant la tête d'un ankylostome
(voyez la fig. ci-contre qui repré-
sente en A une femelle grandeur
naturelle, en B un mâle, en C la
femelle grossie, en D l'extrémité
postérieure du mâle et en E la
bouche) on voit que la bouche est
le résultat d'une section de l'extrémité antérieure, oblique de haut
en bas et d'arrière en avant, et présente une ouverture ovale dont le
bord ventral dépasse le bord dor-
sal; cette bouche, ou ventouse, est
creusée en entonnoir et ses parrois latérales et inférieures
sont soutenues par deux lames plates en chitine disposées
par paires de chaque côté et conjuguées; ces lames s'élar-
gissent et s'épaississent en arrivant à la marge de la bouche
de manière à présenter une extrémité refoulée en tête de
clou, fournissant en dedans une saillie tranchante ou aiguë
en forme de dent, presque droite chez les uns et crochue

chez les autres. Les ankylostomes dont les dents sont presque droites, et, par suite, peu apparentes vues de face répondent exactement au *Dochmius trigonocephalus* de Dujardin ; ceux au contraire dont les dents sont crochues répondent à l'*Ankylostoma duodenale* de Dubini ; — la paire de dents internes dans les deux cas est plus petite que la paire de dents externes.

Enfin, il y a même un certain nombre d'individus à dents crochues, chez lesquels, en dedans des dents internes, et leur adhérant intimement (comme dans la fig. E ci-dessus), se remarque un petit tubercule à pointe recourbée et aiguë qui rapproche singulièrement ces ankylostomes du *Dochmius Balsami* de Grassi [1], lequel, d'après M. Bugnon [2], ne serait autre que le *Dochmius tubæformis* de Dujardin, rencontré chez le chat domestique et chez quelques grands félins de ménagerie. A-t-on réellement affaire à trois espèces différentes d'ankylostome, ou à une seule chez laquelle, suivant l'âge probablement, la forme en crochet des dents serait plus ou moins bien marquée? J'incline vers cette dernière hypothèse en raison de ce fait, c'est que, dans le même chien malade, se rencontrent des ankylostomes présentant ces trois variétés d'armatures buccales et ayant tout le reste de leur organisation parfaitement identique. Dans tous les cas, ces parasites étant du même genre et probablement des variétés de la même espèce, on ne doit employer qu'un seul nom générique et c'est le nom d'*Ankylostoma* seul qui doit rester étant plus ancien en date que le nom de *Dochmius*.

J'ai parlé ci-dessus du *Dochmius Balsami*, de Grassi. Ce parasite, qui ne diffère de l'*Ankylostoma duodenale*, de Dubini, que par une paire de petites dents supplémentaires en de-

---

1. C. Parona et Grassi, *Di una nuova specie di dochmius (D. Balsami)* mai 1877 *Rendic. del R. Instit. Lomb.* ser. 2, vol. 10).

2. Bugnon, l'*Ankylostome duodenal et l'anémie du Saint-Gothard*, dans la *Revue médicale de la Suisse romande.* — Genève 1881.

dans de la paire interne, a été étudié par MM. Parona et Grassi au laboratoire d'anatomie et de physiologie comparée de Pavie en 1877. M. Grassi a constaté qu'il détermine |chez le chat une maladie tout à fait analogue à la chlorose égyptienne de l'homme[1] et par conséquent à l'anémie du Saint-Gothard ou des mineurs et par suite, à la maladie que j'ai étudiée chez le chien. J'ai eu l'occasion en décembre dernier de vérifier l'assertion des auteurs italiens ci-dessus cités et de la trouver exacte : j'ai constaté chez un chat l'existence d'une entérite chronique mortelle due à l'ankylostome en en question, et j'ai vu qu'il agit chez cet animal exactement de la même manière que chez le chien et sans doute que chez l'homme.

La cause de l'*anémie pernicieuse des meutes* étant connue, le traitement est facile à déduire. Il faut d'abord tuer le parasite, puis rétablir le fonctionnemeut de l'intestin en combattant l'entérite aiguë ou chronique qui est le résultat des morsures du parasite ; enfin, détruire l'élément contagieux qui est représenté ici par les embryons des helminthes, embryons qui vivent dans les eaux des chenils et surtout dans les flaques ou ruisseaux résultant des lavages des locaux habités par les chiens, ou des eaux de pluie qui ont délayé les déjections de ces animaux, lesquelles déjections contiennent des milliers d'œufs. C'est en buvant dans ces ruisseaux ou ces flaques, ce que les chiens font volontiers comme on sait, qu'ils se contaminent.

L'exemple du premier chien de M. de la P..., qui traité par le *kamala* rendit un paquet de *dochmius* ou *ankylostomes*, ce qui sauva le chien, prouve que cette substance est un bon vermifuge à employer dans ce cas (la dose est de 3 à 4 grammes additionnés de 50 centigrammes de calomel) ; l'arsenic

1. Grassi, *Intorno ad una nuova mallatia del gatto analoga alla chlorosi Egitto del uomo* (Gaz. médic. Italiana. Lomb. ser. 8, t. 1er, 1878.

à la la dose de 5 à 6 milligrammes est un bon vermicide aussi, en même temps qu'un bon reconstituant avec lequel j'ai achevé de détruire l'épidémie *d'ankylostomasie* qui régnait chez M. G. de la P.... On pourra encore expérimenter l'extrait éthéré de fougère mâle qui a si bien réussi entre les mains de M. le professeur Perroncito, de Turin, dans *l'ankylostomasie* de l'homme, à la dose de 15 à 30 grammes; cette substance paraît surtout jouir d'une grande efficacité contre les larves; mais, faute d'avoir ces substances sous la main, tous les vermifuges, et surtout les ténifuges, seront à employer.

Après l'expulsion des parasites, il y aura lieu de combattre l'entérite et l'anémie qui en est la conséquence; le lait, le sang, la viande crue de cheval surtout, sont parfaitement indiqués, tout en continuant l'arsenic à petite dose. Ce traitement m'a parfaitement réussi chez M. G. de la P....; il m'a aussi réussi chez M. de P...., dans le Tarn, qui a eu aussi sa meute ravagée par l'anémie pernicieuse, et s'il a eu des rechutes, c'est que le procédé de désinfection du chenil avaient été mal ou point du tout exécuté et qu'on n'a pas veillé à la pureté de la boisson destinée aux chiens.

Pour éviter les rechutes ou détruire les causes de contagion, il faut à tout prix que les chiens ne boivent que de l'eau parfaitement pure, c'est-à-dire, ne contenant pas d'embryons d'ankylostomes; l'eau bouillie est la meilleure dans ce cas et il faudra s'arranger pour que les chiens n'en boivent pas d'autre, au moins dans leur chenil ou aux environs. Il faudra éviter toute trace d'humidité dans le local habité par les chiens, tout en le désinfectant fréquemment par des lavages avec de l'eau acidulée d'acide sulfurique au deux centième, préparation que j'ai reconnue parfaitement efficace pour tuer les larves d'ankylostomes. C'est certainement en disposant son chenil de manière à le soustraire complètement à l'humidité, que M. le comte L.... est parvenu à arrêter l'épidémie de saignement de nez qui y sévissait, épidémie qui était probablement l'ankylostomasie.

En résumé, il est dès maintenant acquis à la science que les chiens de meute sont assez souvent victimes d'une anémie pernicieuse grave, causée par des ankylostomes, maladie à marche relativement rapide quand les parasites sont très abondants, et à marche plus lente, en quelque sorte chronique et pouvant durer plusieurs mois, quand les parasites sont moins nombreux, mais à terminaison aussi sûrement fatale. Dans ces derniers cas, au cortège des symptômes caractéristiques de l'anémie, s'ajoute souvent un écoulement nasal sanguinolent.

Dans ces deux cas, l'anémie est la conséquence d'une lésion persistante de la muqueuse intestinale produite par les morsures des ankylostomes, lésion qui annihile les fonctions absorbantes de la muqueuse et de ses villosités.

Est-ce à dire que cette *anémie pernicieuse des meutes* ou *ankylostomasie* du chien, qui s'accompagne souvent, dans les cas à marche lente, de saignement de nez, soit la seule maladie présentant ce symptôme? J'ai déjà signalé, au commencement de ce mémoire, une autre affection parasitaire qui s'accompagne aussi quelquefois de saignements de nez, et j'ajoutais qu'il pouvait y en avoir d'autres. En effet, l'épistaxis est un symptôme commun aux diverses variétés d'anémies, et le chien, comme l'homme, est susceptible d'en présenter plusieurs; voilà pourquoi, le mot de *saignement de nez* est une expression parfaitement impropre pour désigner une maladie unique, puisque c'est un symptôme commun à plusieurs.

Tant que le chien sera victime de ce préjugé absurde que la viande lui est nuisible! (à lui que la nature a fait carnassier!) et qu'on persistera à le nourrir de vieille graisse rance, de pain de creton, de vieux biscuits de troupe et autres biscuits plus ou moins patentés mais parfaitement indigestes, il contractera des entérites chroniques à marche insidieuse et à développement insensible, qui auront pour conséquence des anémies incurables avec tout un cortège d'engorgements ganglionnaires, de dermatoses atoniques, d'ophtalmies, ou de catarrhes auriculaires rebelles, de paleur des muqueuses, de leucocythénie et enfin d'épistaxis intermittentes. Certains chasseurs sont très étonnés que chez des chiens arrivés à cet état de dépérissement, les traitements toniques et reconstituants les plus puissants, la viande crue de cheval ou autre, soient sans effet sur des constitutions minées depuis si longtemps. C'est qu'il est trop tard! Ces anémies par misère physiologique sont de ces maladies qu'on prévient beaucoup plus facilement qu'on ne les guérit. On les prévient en appliquant au chien de chasse, une hygiène plus rationnelle que celle qui est généralement suivie et qui consiste, par exemple, à faire de cet animal un *légumivore*, tandis que la nature l'a fait *carnivore*.

Fontainebleau. — E. Bourges, imp. breveté.